DE LA CURABILITÉ RELATIVE

DE

L'ÉPILEPSIE A LA SALPÊTRIÈRE

PAR

Gabriel FERRAND,

Docteur en médecine de la Faculté de Paris.

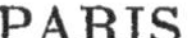

PARIS

ADRIEN DELAHAYE et E. LECROSNIER, ÉDITEURS

Place de l'École-de-Médecine

1881

DE LA CURABILITÉ RELATIVE

DE

L'ÉPILEPSIE A LA SALPÊTRIÈRE

PAR

Gabriel FERRAND,

Docteur en médecine de la Faculté de Paris.

PARIS

ADRIEN DELAHAYE ET **E. LECROSNIER**, ÉDITEURS

Place de l'École-de-Médecine

—

1881

DE LA CURABILITÉ RELATIVE

DE

L'ÉPILEPSIE A LA SALPÊTRIÈRE

INTRODUCTION.

Une année passée à la Salpêtrière m'a permis d'observer de près les résultats qu'obtenait M. Legrand du Saulle dans son service d'épileptiques aliénées, par le bromure de potassium administré méthodiquement.

Les auteurs qui se sont le plus occupés de la question ne sont pas tous d'accord sur les effets et le mode d'administration du bromure de potassium, employé contre l'épilepsie, ainsi que sur la durée et les inconvénients du traitement.

J'ai cru qu'il serait intéressant de traiter à nouveau un sujet dont personne ne peut contester l'importance et sur lequel le jour n'est pas encore complètement fait.

Je manquerais à un devoir de reconnaissance si je n'exprimais ici publiquement à M. Legrand du Saulle toute ma gratitude pour la bienveillance qu'il m'a témoignée et le gracieux empressement avec lequel il a bien voulu mettre à ma disposition ses observations et ses lumières.

CHAPITRE PREMIER.

DANS QUELLE PROPORTION L'ÉPILEPSIE EST-ELLE AUJOURD'HUI CURABLE ? — DU PRONOSTIC EN GÉNÉRAL.

La curabilité de l'épilepsie est une des questions qui ont le plus préoccupé les médecins à tous les âges et à toutes les époques et sur laquelle ont été émises les opinions les plus contradictoires. Admise autrefois par Hippocrate, Galien, Morgagni, Boerhaave et Tissot, elle fut vivement combattue depuis, et surtout dans la première moitié de notre siècle, par Pinel, Maisonneuve, Esquirol, Hufeland, Valleix, Monneret, Beau, MM. Lélut et Moreau (de Tours).

La théorie de ces derniers auteurs ne rencontra malheureusement que trop de partisans, jusqu'au jour où le problème qui semblait résolu et jugé en dernier ressort fut repris par Portal, Debreyne, Trousseau, et Herpin (de Genève), dont les recherches vinrent démontrer qu'on avait eu tort de désespérer du mal comitial. Leurs tentatives furent couronnées de succès et, dans une de ses plus remarquables leçons à l'Hôtel-Dieu, Trousseau put dire « que, dans l'espace de douze ans, il pensait avoir guéri vingt épileptiques sur cent cinquante. »

Cet heureux changement, il faut l'attribuer aux progrès de la clinique et à la voie nouvelle dans laquelle est entrée la thérapeutique de l'épilepsie, car, ainsi que

l'a fait judicieusement remarquer un de nos plus émi-
nents spécialistes, M. le Dr Legrand du Saulle, « si l'é-
pilepsie a été considérée jusqu'à ces dernières années
comme une affection incurable, c'est qu'on l'a méconn-
ue la plupart du temps à son début et que l'on n'a rien
fait pour enrayer la marche progressive des accidents. »

La clinique a appris au médecin à ne plus méconnaî-
tre les accidents qui peuvent signaler le début souvent
lent et insidieux de l'épilepsie ; tout le monde sait aujourd'hui la valeur considérable de l'incontinence nocturne d'urine, des absences, vertiges, étourdissements,
spasmes viscéraux, tics partiels, crampes d'un mem-
bre, douleurs cardialgiques subites avec pâleur livide,
éblouissements, comme signes diagnostiques de l'épilepsie, et l'on n'a plus besoin de l'attaque franche pour
affirmer le mal. La thérapeutique, d'autre part, a mis
entre nos mains une arme puissante, le bromure de po-
tasssium, qui, dans des conditions données, peut in-
fluencer la maladie de la manière la plus heureuse.

Au point de vue du pronostic général, il est une question qui se présente la première et que nous devons
tout d'abord écarter : celle de savoir si l'épilepsie peut
guérir spontanément.

Maisonneuve prétend avoir observé la guérison spontanée 4 fois sur 100. Herpin (de Genève) dans le
vingtième des cas, M. Delasiauve 2 fois seulement
dans toute sa carrière, et M. Aug. Voisin 3 fois sur
710 épileptiques. Malgré ces faits, la guérison spontanée
ne rencontre guère aujourd'hui que des incrédules, et
nous sommes en droit de nous demander si c'était bien

l'épilepsie qu'ont vue ces auteurs, ou s'ils n'ont point eu affaire à l'hystéro-épilepsie décrite par M. Charcot, affections qui sont quelquefois si difficiles à différencier. En tout cas, il serait téméraire de compter sur une aussi heureuse terminaison dans la pratique lorsqu'un observateur aussi compétent que M. Delasiauve, qui a passé sa vie dans les services spéciaux de Bicêtre et de la Salpêtrière, avoue n'avoir jamais rencontré plus de deux cas de guérison spontanée. Cependant on trouve encore de temps à autre des médecins qui ne craignent pas de faire espérer aux familles la guérison complète sous l'influence de la croissance, de la menstruation, du mariage : c'est là une grave erreur, car, loin de s'améliorer dans ces conditions, la maladie n'a de tendance qu'à s'aggraver, et plus on la laisse ainsi s'enraciner, plus elle deviendra rebelle au traitement dans l'avenir.

La multiplicité des moyens dirigés contre l'épilepsie, jusqu'au jour où le bromure de potassium est entré dans le domaine de la thérapeutique, indique assez qu'on n'a jamais été satisfait des traitements employés précédemment. De nombreux faits d'observation sont venus prouver l'efficacité incontestable du nouveau médicament ; MM. Legrand du Saulle et Aug. Voisin, entre autres, ont publié de remarquables succès qu'ils ont obtenus chez les épileptiques à l'aide de la médication bromurée.

Aujourd'hui, on peut affirmer qu'il est possible d'obtenir, dans un certain nombre de cas, de longues rémissions dans le cours de la maladie, des phases suspensives très-prolongées, pendant lesquelles l'épileptique vit de la vie commune sans éprouver aucun accident, sans que rien vienne révéler à ceux qui l'entourent la nature de l'affection dont il est atteint.

Dans une intéressante étude sur le pronostic et le traitement de l'épilepsie, ouvrage auquel nous avons fait de nombreux emprunts, M. Legrand du Saulle donne le relevé de 272 épileptiques qu'il a soumis à la médication bromurée jusqu'en 1873.

1° Chez 49 malades il y a eu suspension absolue de tout accident épileptique (point de vertiges, d'accès incomplets ou de grandes attaques) dans une période variant de 5 ans à 8 mois.

2° 41 sont restés également sans aucun accident de 15 à 18 mois.

3° 23 ont été considérablement améliorés. Point d'accident épileptique pendant un temps qui oscille entre 3 et 7 mois.

4° 30 malades n'ont présenté qu'une amélioration relative (rémission d'une durée de 1 à 3 mois, disparition des grandes attaques, mais persistance de quelques vertiges de loin en loin; retour partiel de la mémoire; amendement appréciable de l'état mental; cessation complète de l'incontinence nocturne d'urine, des morsures à la langue et de la céphalalgie).

5° Et enfin 129 insuccès dans lesquels M. Legrand du Saulle fait rentrer intentionnellement un certain nombre de cas d'améliorations légères, mais peut-être passagères, tous les cas récents sur lesquels il n'a pas d'opinion bien arrêtée, les malades en traitement dont il a perdu la trace, et enfin une quinzaine d'épileptiques de la ville que la cherté du médicament et la durée nécessaire de la médication ont contraints à abandonner cette foi robuste et cette espérance convaincue que possède tout convulsif en voie d'amélioration.

Sur 97 observations rapportées dans son remarquable ouvrage : De l'emploi du bromure de potassium dans les maladies nerveuses, mémoire couronné par l'Académie de médecine, M. Aug. Voisin faisant entrer le degré d'ancienneté de l'épilepsie comme un des critériums indispensables à peser pour mesurer la gravité de la maladie et juger de la valeur thérapeutique du médicament, soit dans les cas de réussite, soit dans les cas d'insuccès, résume ainsi les résultats obtenus par le bromure de potassium.

DURÉE DE LA MALADIE LORS DE LA PREMIÈRE VISITE.

	Nombre des cas.	Guéris.	Améliorés.	Insuccès.
De 1 mois à 6 mois.	3	2	1	»
De 6 mois à 1 an...	2	1	»	1
De 1 an â 2 ans....	7	1	3	3
De 2 ans à 3 ans...	9	1	5	3
De 3 ans à 5 ans...	11	4	5	2
De 5 ans à 10 ans..	20	7	5	8
De 10 ans à 15 ans.	22	3	10	9
De 15 ans à 20 ans.	11	3	4	4
De 20 ans à 30 ans.	8	»	7	1
De 30 ans à 50 ans.	4	»	2	2

On voit par ce tableau : 1° Que dans la moitié des cas (52), la maladie avait eu, antérieurement au traitement, une durée de 1 mois à 10 ans, et que cette série a fourni 16 guérisons sur les 22 cas de guérisons ; 19 améliorations sur les 42 cas d'amélioration ; 18 insuccès sur les 33 cas d'insuccès.

2° Que la série de 1 mois à 3 ans, qui compte 21 malades, a fourni 15 cas de guérison, 9 d'amélioration, 7 d'insuccès.

3° Que la série des cas de 10 ans à 30 ans qui compte 45 malades, a fourni 6 guérisons, 23 améliorations, 14 insuccès.

Il résulte de cet exposé que le bromure de potassium produit des résultats également favorables lorsque la maladie date de 1 mois à 3 ans ou de 3 ans à 10 ans (1).

En additionnant les deux statistiques que nous venons de donner, on arrive à un total de 369 épileptiques soumis à la médication bromurée et sur lesquels on observe 207 résultats favorables.

Ces stastistiques datent de quelques années déjà, et depuis on a eu de nouveaux succès à enregistrer.

M. Legrand du Saulle (dont le nom revient à chaque page de ce travail, car c'est un des médecins qui a le plus contribué à l'étude de l'épilepsie dans ces derniers temps) nous dit observer en ce moment dans sa clientèle 4 épileptiques qui n'ont pas eu une seule attaque, un seul vertige, une seule absence depuis plus de 12 ans, mais ces malades continuent toujours le traitement et nous sommes persuadé que du jour où le bromure de potassium leur serait supprimé, les accidents reparaîtraient. Aussi, n'ajoutons-nous point foi à la curabilité *absolue* de l'épilepsie et nous croyons que quand on parle de guérison il faut seulement entendre par là guérison *relative*, même dans les cas les plus heureux.

---

(1) A. Voisin : De l'emploi du bromure de potassium, p. 236.

On a signalé des guérisons absolues, complètes, obtenues assez facilement chez des alcooliques, des absinthiques, des saturnins, des syphilitiques, et ces faits semblent donner un démenti à ce que nous venons de dire de la curabilité absolue de l'épilepsie, mais nous n'avons tort qu'en apparence car ces malades ne peuvent être rangés dans la classe des épileptiques vrais, ils éprouvent simplement des accidents épileptiformes qui ne sont que des troubles passagers du système nerveux et qui disparaissent lorsque disparaît elle-même l'affection sous la dépendance de laquelle ils sont placés.

Une des malades du service de M. Legrand du Saulle à la Salpêtrière nous fournit un bel exemple à l'appui de notre thèse. C'est une alcoolique qui entre dans le service pour la troisième fois. Lorsqu'elle n'éprouve plus d'accidents elle demande sa sortie qui lui est accordée, mais à peine a-t-elle quitté l'hôpital qu'elle reprend immédiatement ses anciennes habitudes et les attaques épileptiformes reparaissent. Si cette malade guérit aussitôt sa réintégration à la Salpêtrière, c'est que là elle ne peut se livrer à la boisson : *Sublata causa tollitur effectus.*

Pour établir le pronostic lorsqu'on se trouve pour la première fois en face d'un épileptique, il est nécessaire de connaître certains points de repère que nous rappelons ici sommairement. Le sexe féminin, l'âge avancé, le début récent de la maladie, l'intelligence très développée, la rareté, la bénignité et la ressemblance parfaite des crises, la moralité de l'individu, sont rangés dans les chances *favorables.* On considère comme chances *indifférentes* l'hérédité, le tempérament, l'état civil, le degré d'aisance et l'heure des attaques, cependant, si le retour diurne ou nocturne des attaques est sans effet sur la curabilité de l'épilepsie, il a du moins une grande influence sur l'état de l'intelligence : on remarque en effet que les attaques nocturnes altèrent beaucoup moins l'intelligence que les attaques diurnes. Les chances *défavorables* consistent dans le sexe masculin, la naissance avant terme, les malformations du squelette, l'ancienneté de la maladie, l'idiotie, la démence, la tendance au délire comitial, la première enfance, la période de fécondité chez la femme, la fréquence des crises et la coexistence chez le même malade de vertiges, d'accès incomplets et de grandes attaques.

Tels sont les principaux fils conducteurs qui permettent de se faire de prime abord une opinion sur l'issue éventuelle du cas en présence duquel on se trouve placé.

CHAPITRE II.

Le bromure de potassium prescrit est très surveillé à la Salpêtrière. — Exposé de la tenue des observations, du relevé des attaques convulsives diurnes et nocturnes, des vertiges. — Comparaison de l'année 1879 à l'année 1880. — Observations.

Nous empruntons à la Gazette des hôpitaux, n° du 3 juillet 1880, le passage suivant du Dr Revillout.

« Le service de M. Legrand du Saulle, à la Salpêtrière, est un service d'épileptiques dont beaucoup sont folles ou idiotes. Les impulsions irrésistibles, les crimes inconscients, y sont toujours à craindre ; c'est là une des

physionomies de ce que les anciens appelaient le mal
sacré. Eh bien, rien ne vient rappeler ces éventualités
terribles dans les ateliers, dans les classes que nous avons
parcourus aujourd'hui. On y occupe ces malheureuses,
en y développant leur intelligence dans les limites du
possible. Sous la direction de surveillantes qui paraissent fort bien, elles travaillent avec goût, plus propres,
mieux tenues, ayant, somme toute, aussi bonne mine
que la plupart des ouvrières et des écolières bien por-
tantes. L'Académie française a décerné l'année dernière un prix de vertu bien mérité à la femme de cœur
qui dirige l'enseignement de ces pauvres filles. Avec
une patience inaltérable, des petits soins de mère, elle
sait faire entrer dans les intelligences qui paraissent les
plus fermées des notions étendues dépassant de beaucoup ce que l'on eût espéré. D'ailleurs, on s'ingénie à
trouver des moyens pour jeter un peu de gaieté au
milieu de toutes ces misères. Les instruments de musique sont nombreux ; dans un atelier, comme nous
le traversions, une épileptique, presque folle, sujette
aux hallucinations, très prédisposée aux attaques du
haut mal mental, après de brillantes variations sur le
piano, s'est mise à chanter un morceau avec beaucoup
d'âme, en s'accompagnant elle-même. Dans l'école, les
sons d'un orgue viennent de temps en temps reposer
l'attention de ces faibles têtes en jouant des airs connus,
qu'entonnent aussitôt un grand nombre de voix peut-
être assez peu justes, mais généralement joyeuses.

« Du reste les soins médicaux ne sont pas négligés.
Ce matin on a compté que, — chiffre officiel, — 104 épileptiques étaient en même temps traitées par le bromure

de potassium. Une comptabilité modèle permet de juger des résultats ; chaque malade au moment de son entrée est inscrite sur un registre, à elle personnel, où l'on note toutes les prescriptions du médecin à leur jour, les grandes attaques, les vertiges, le temps des règles, etc., de telle sorte que d'un seul coup d'œil on sait s'il y a du mieux ou du plus mal. »

Ajoutons que le bromure, d'une irréprochable pureté, est administré tous les matins en présence d'une surveillante ; de cette manière les malades ne peuvent se soustraire à la médication. La qualité parfaite du sel bromique, son administration régulière sont, en effet, deux conditions indispensables pour le succès.

Les épileptiques ne restent jamais seules. Elles sont jours et nuits sous la surveillance continuelle de personnes zélées et parfaitement au courant du service, qui, dès qu'elles constatent une attaque, un vertige, s'empressent d'en informer la surveillante en chef, et celle-ci en prend note sur le petit cahier affecté à la malade. Le lendemain, à la visite, le médecin est avisé de toutes les particularités qui ont été relevées.

Les observations que nous allons résumer sommairement appartiennent à des malades qui sont depuis deux ans et demi au moins dans le service et chez lesquelles le traitement par le bromure de potassium a été institué en octobre 1879, par M. Legrand du Saulle.

En comparant les années 1879 et 1880, nous sommes amené à établir trois catégories chez les épileptiques.

La première catégorie comprendra les très grandes améliorations, c'est-à-dire les malades qui n'ont plus d'attaques, celles dont les attaques ca été dix fois moins

considérables et au-dessus, et enfin celles dont les attaques extrêmement considérables ont été notablement
diminuées.

La deuxième catégorie comprendra les améliorations,
c'est-à-dire les malades dont les attaques ont été diminuées de moitié et au-dessus.

Enfin la troisième catégorie comprendra les améliorations légères.

Premier groupe d'observations.

OBS. I. — C... (Agathe-Marie), âgée de 23 ans, entre
le 30 juillet 1868 à la Salpêtrière, service de M. Delasiauve. Cette jeune fille dit avoir éprouvé des convulsions à l'âge de 4 ans. Peu de temps après les convulsions elle eut un rhumatisme dans le bras droit. Ensuite
elle a eu une ophthalmie purulente, l'œil gauche a été
fondu, le droit est couvert d'un leucome. De 12 ans
jusqu'à 20, elle est restée aux Jeunes Aveugles où elle
a fait des études passables. Elle lit, écrit, fait de la
musique et des ouvrages au tricot. L'épilepsie l'a prise
dans la dernière année ; rendue à sa famille, elle a eu
des accès assez distants, généralement après les règles.
En ce moment ils sont un peu diminués. Il n'y a point
de prodromes, point de blessures ni de morsures à la
langue. Les accès s'observent dans la nuit, rarement
dans le jour. Beaucoup de médecins consultés ont seulement recommandé l'exercice. La santé générale est
bonne ; elle n'a point de céphalalgie ni de délire consé-

cutif. Elle a perdu sa mère et c'est une des causes de son placement.

Diagnostic. — Epilepsie névropathique.

Dans le courant de l'année 1879 cette malade a eu 96 attaques et 5 vertiges. En octobre, même année, elle a été mise à la médication bromurée. Elle a pris d'abord 3 grammes de bromure, puis elle a été augmentée de 1 gramme un mois après. Les accidents épileptiques ont cédé très rapidement et en 1880 elle n'a pas eu une seule attaque ni un seul vertige. Cet état s'est maintenu jusqu'aujourd'hui.

En résumé, cette malade était épileptique depuis quatorze années, lorsque M. Legrand du Saulle l'a soumise au bromure de potassium. Au bout de trois mois de traitement les accidents ont complètement disparu et cela depuis dix-huit mois.

Obs. II. — F... (Louise-Marie), âgée de 8 ans 1[2, entrée le 16 novembre 1877 à la Salpêtrière, service de M. Delasiauve.

Certificat de la préfecture de police : Idiotie, strume précoce. Ne parle pas. Epilepsie de la première enfance. « Lasègue. »

Certificat de Sainte-Anne : Turbulence. Demi maniaque. Ne prononce que quelques syllabes. « Magnan. »

Certificat immédiat à son entrée à la Salpêtrière : Idiotie. Convulsions épileptiques. Quelques marques de discernement. « Delasiauve. »

Cette enfant, mince et pâle, a la tête assez volumineuse. Le front, élevé et ouvert, est déprimé au-dessus

Ferrand.

2

des sourcils. L'état des yeux est difficile à constater ;
elle est très sensible à la lumière surtout de l'œil
gauche. On ne sait si les pupilles sont dilatées. Très
mobile, il faut la contenir. Pas méchante d'ailleurs ;
elle a besoin de vous caresser, d'embrasser les mains.
Sauf papa et maman son vocabulaire est très imparfait.
On n'entend absolument rien à son bavardage. Elle
ignore le nom des objets qui l'entourent. Ses mouvements indiquent une certaine intention raisonnable.

En 1879 elle a eu une attaque et 213 vertiges ; aucun
accident en 1880.

Traitement : 22 oct. 1879. Bromure de potas.   4 gr.
                8 nov. —   —   3 gr.

Le succès obtenu chez cette jeune malade est remarquable, tous les auteurs, en effet, regardent comme
très grave l'épilepsie de la première enfance.

Obs. III. — C... (Marie), 28 ans, entrée le 12 juillet
1875.

Fille grande, forte ; tête volumineuse, bien con-
formée. Un peu de rougeur acnéique. Dilatation
considérable des pupilles. Point de déviations ni de
faiblesse dans les membres. Elle lit et écrit un peu ;
elle a passé sept ans chez les Ursulines de X.... Elle
ignore au juste la date de sa maladie ; elle la fait
remonter à la Commune et attribue l'origine des accidents à la frayeur causée par les Prussiens. Elle tom-
bait la nuit comme le jour, quelquefois tous les quinze
jours, d'autres fois toutes les trois semaines. Point de
prodromes. Elle se mord la langue. Egarement mo-

mentané durant une demi-journée. Pas d'hérédité présumée.

Les attaques peu fréquentes en 1875 ont augmenté chaque année, et en 1879 on a constaté 116 attaques et 5 vertiges.

En 1880, 2 attaques seulement et pas de vertiges.

TABLEAU DES ACCIDENTS MENSUELS DE CETTE MALADE.

	1879		1880	
	Attaques.	Vertiges.	Attaques.	Vertiges.
Janvier............	—	—	2	—
Février............	6	—	—	—
Mars..............	5	—	—	—
Avril.............	10	—	—	—
Mai..............	16	—	—	—
Juin	10	3	—	—
Juillet............	14	1	—	—
Août.............	18	1	—	—
Septembre........	14	—	—	—
Octobre	7	—	—	—
Novembre	10	—	—	—
Décembre........	6	—	—	—
Totaux :	116	5	2	0

Traitement 13 octobre 1879, 4 grammes bromure
— 3 décembre 3 grammes —

Obs. IV. — A... (Marie), entrée à 5 ans le 13 avril 1869.

La mère est épileptique; l'enfant l'est de naissance. Elle est turbulente, elle frappe à l'improviste, elle a un amour propre excessif et tient à montrer son savoir.

13 septembre 1871. Elle est petite; ses yeux sont enfoncés, le front est proéminent. Elle est vive, mobile; elle s'exprime aisément et commence à lire et à tracer des lettres. A son entrée, l'intelligence paraissait plus vive. Irritabilité passagère; attaques surtout nocturnes et hebdomadaires. Mélange de vertiges; tourne la tête et se mord quelquefois la langue. Abattement consécutif.

Elle a été traitée pendant quelques mois en 1869 et en 1871 par le bromure de potassium, puis on a supprimé le médicament.

En 1879 cette malade a présenté 42 attaques et 20 vertiges.

Et en 1880, 1 seule attaque et 8 vertiges.

Traitement. — Le 18 octobre 1879 on a administré d'emblée 5 grammes de bromure, la dose de 3 grammes 50 centigrammes du traitement ancien n'ayant produit aucun bon résultat.

TABLEAU.

	1879		1880	
	Attaques.	Vertiges.	Attaques.	Vertiges.
Janvier............	4	4	—	—
Février............	2	—	—	—
Mars.............	3	2	—	—
Avril.............	8	1	—	—
Mai...............	1	—	—	1
Juin.............	1	3	—	—
Juillet............	22	3	1	1
Août.............	—	—	—	2
Septembre........	1	1	—	1
Octobre..........	—	5	—	—
Novembre.........	—	—	—	2
Décembre.........	—	1	—	1
Totaux :	42	20	1	8

Obs. V. — F... (Marie-Marguerite), 42 ans, entrée le 17 juillet 1877, service de M. Delasiauve.

Certificat de la préfecture de police du 8 juillet 1877 : Débilité intellectuelle. Attaques d'épilepsie. Excitation mentale consécutive. Incapable de se diriger et de travailler. Actes inconscients. Surdité. « Legrand du Saulle. »

Cette malade, grande, forte, colorée, semble jouir d'une excellente santé. Elle est très sourde et il est difficile d'obtenir d'elle des renseignements satisfaisants. La figure et l'attitude dénotent néanmoins un fonds de discernement. Elle a perdu son père et sa mère. Autant qu'on peut en juger par ses réponses, elle aurait ses convulsions depuis l'enfance à la suite d'une fièvre typhoïde, cause probable également de la surdité. Elle n'a pu fréquenter l'école et ne sait ni lire, ni écrire, ni compter ; elle dit seulement : un, deux, trois. Elle a conscience de ses accès. Le trouble mental ne va pas jusqu'au délire.

M. Delasiauve pronostique chez cette malade l'incurabilité probable.

En 1879, elle a eu 128 attaques et 96 vertiges.

En 1880, elle a eu 4 attaques et 26 vertiges.

Traitement. — 4 grammes de bromure de potassium en octobre 1879. Augmentation de 2 grammes en décembre.

Chez cette malade dont le pronostic semblait très-grave on a pu gagner 124 attaques et 70 vertiges dans une année. On doit donc considérer son état comme considérablement amélioré.

TABLEAU.

	1879		1880	
	Attaques.	Vertiges.	Attaques.	Vertiges.
Janvier............	32	17	2	—
Février...........	10	14	—	—
Mars.............	14	13	—	—
Avril.............	14	9	—	2
Mai..............	7	10	—	4
Juin	6	—	—	4
Juillet...........	16	12	—	5
Août.............	7	6	—	2
Septembre........	4	11	—	2
Octobre	3	—	—	2
Novembre	15	—	—	2
Décembre........	—	4	2	3
Totaux :	128	96	4	26

OBS. VI. — M... (Louise), entrée à la Salpêtriére à l'âge de 39 ans, le 31 juillet 1865.

Certificat de la préfecture de police : Excès alcooliques. Crises épileptiformes. Court les églises pour se confesser à tous les prêtres. Veut être accouchée quoique n'étant pas enceinte. « Lasègue. »

Cette malade est dans un état de stupeur qui ne lui permet que des renseignements incertains. Mariée depuis dix ans, elle n'a pas eu d'enfants et ignore à quelle époque remonte la maladie.

En ce moment les accès reviennent tous les jours. Il paraît qu'elle a commis des excès alcooliques. Elle se plaint de douleurs cardialgiques. Elle est parfois hallucinée.

Pas de traitement antérieur.

Réclamée par son mari le 16 septembre 1865, elle rentre le 8 juin 1866, avec le certificat suivant de la préfecture de police :

Délire, imbécillité acquise, état maniaque par intervalles. « Lasègue ».

132 attaques d'épilepsie et 60 vertiges en 1879.

7 — 48 — 1880.

TABLEAU.

	1879		1880	
	Attaques.	Vertiges.	Attaques.	Vertiges.
Janvier.............	6	9	—	—
Février...........	—	8	3	—
Mars.............		3	2	6
Avril............	9	5	—	6
Mai.............	6	1	—	4
Juin	13	1	—	4
Juillet...........	5	2	—	3
Août............	27	3	—	4
Septembre........	12	6	—	—
Octobre..........	14	7	—	5
Novembre	17	4	—	7
Décembre........	17	11	2	9
Totaux :	132	60	7	48

Traitement 21 mai 1880. Bromure de potass. 2 gr. 50c.

— 21 juin — — 3 50

— 15 juill. — — 4

— 17 août — — 4 50

Obs. VII. — D... (Marie-Jeanne-Françoise), entrée à 18 ans, le 27 juin 1877.

Certificat de la préfecture de police : Epilepsie compliquée de folie transitoire et faiblesse intellectuelle. Perte de connaissance, chute à terre, convulsions toniques et secousses des membres. Délire consécutif consistant en hallucinations et en actes incohérents. « Dr Voisin ».

Renseignements de la mère : Rien dans les ascendants, ni dans la famille. Pas de consanguinité. Onze frères et sœurs morts la plupart très jeunes sans convulsions. Elle n'a marché et parlé que très tard. Elle a toujours souffert dans le ventre. Elle a eu souvent la sensation d'une « boule qui remontait » et alors elle devenait rouge, puis elle pâlissait, et c'était tout. Ses règles ont paru à 13 ans et ont toujours été irrégulières.

A 14 ans, première attaque; elle crie : Maman, tombe, se blesse, a des secousses. Elle n'a pas d'écume, elle ne se mord pas, elle revient de suite. Hallucinations.

De 14 à 16 ans, attaques chaque semaine. Enceinte à 15 ans et demi, grossesse heureuse, mais attaques plus fréquentes (4 à 5 par jour). Depuis deux ans elle s'est mise à boire et vole sa mère.

Cette jeune personne a la tête assez forte, le front un peu saillant, mais dans la partie centrale seulement, effacé sur les côtés. Les pupilles sont légèrement dilatées. L'œil gauche est atteint de strabisme divergent. La taille et l'embonpoint sont médiocres. La lèvre inférieure est épaisse et rouge.

Elle sait un peu lire et compter, mais n'écrit pas.

Pas de traitement antérieur.

En 1879, cette jeune fille a eu 152 attaques et 108 vertiges, et en 1880 14 attaques et 35 vertiges.

TABLEAU.

	1879		1880	
	Attaques.	Vertiges.	Attaques.	Vertiges.
Janvier............	11	15	2	—
Février...........	14	12	—	—
Mars.............	8	19	—	—
Avril.............	11	1	1	1
Mai	17	16	1	1
Juin..............	19	—	2	1
Juillet...........	14	—	—	1
Août	17	—	—	4
Septembre........	16	12	—	3
Octobre...........	19	17	4	8
Novembre	6	16	2	11
Décembre.........	—	—	2	5
Totaux :	152	108	14	35

Traitement. 8 nov. 1879. Bromure de potass. 2 gr. 50c.

—	7 déc.	—	3	50
—	14 févr. 1880.	—	4	
—	10 juill. —	—	4	50
—	12 août —	—		

Obs. VIII. — N... (Louise-Emilie), tapissière, entrée à 22 ans, le 25 février 1877.

Certificat de la préfecture de police du 18 février 1877: Attaques d'épilepsie. Excitation semi-maniaque consécutive. Troubles assez profonds de la mémoire. Anxiétés mélancoliques confuses dans l'intervalle des crises. Incapacité de se diriger et de travailler. Conscience incomplète de ses actes. « Legrand du Saulle. »

Taille médiocre, pas de maladies dans la jeunesse. Parents bien portants. Règles à 15 ans, sans acci-dents.

Elle fait remonter le début de sa maladie à deux ans à peine, mais ses souvenirs sont très confus. Sa mère attribue les attaques à une chute dans l'escalier avec contusion et ecchymose à une fesse. C'est vers cette époque qu'on a observé le premier accès. Elle ne se mord pas la langue, elle ne se contusionne pas, elle oublie l'attaque et ne sent rien au début. Les crises ont été très nombreuses, jusqu'à huit par jour avec quelques ver-tiges. La crise est très rapide, elle s'en relève assez vite; cependant après les forts accès elle a de la courba-ture.

Ses mains sont animées d'un tremblement vermicu-laire, ses pupilles sont légèrement dilatées.

Depuis deux ans incontinence nocturne d'urine.

Elle n'a pas eu ses règles depuis trois mois et ne sait à quoi attribuer ce retard.

En 1879, cette jeune personne a eu 139 attaques et 107 vertiges.

Et en 1880 elle a eu 13 attaques et 54 vertiges.

L'amélioration considérable s'étant maintenue en janvier et dans la première moitié du mois de février 1881, N... demande sa sortie qui lui est accordée le 2 fé-vrier.

Le certificat est ainsi conçu :

Elle est extrêmement améliorée ; elle est calme, lucide, raisonnable ; elle n'a presque plus de crises convulsives, mais de temps en temps elle a encore des vertiges.

Bien que je sois en droit de redouter une rechute ultérieure, je demande la sortie. « Legrand du Saulle. »

TABLEAU.

	1879		1880	
	Attaques.	Vertiges.	Attaques.	Vertiges.
Janvier...	6	3	—	2
Février...	4	5	1	1
Mars.....	10	9	—	12
Avril.....	14	7	6	3
Mai......	13	14	—	4
Juin......	21	12	2	12
Juillet....	10	17	2	8
Août.....	14	6	—	4
Septembre	11	21	—	2
Octobre...	20	7	2	2
Novembre.	12	4	—	4
Décembre.	4	2	—	—
Totaux....	139	107	13	54

Traitement. 6 déc. 1879. Bromure de potass. 3 gr.
   —   11 fév. 1880.   —   3   50c.
   —   11 mars —   —   4
   —   11 août —   —   4   50c.

Obs. IX. — C... (Léonie-Clémentine), entrée à 12 ans, le 30 juillet 1874.

Nous n'avons de renseignements sur cette jeune fille que le certificat de la préfecture de police fait par M. le professeur Lasègue ; il porte : Imbécillité, épileptique de la première enfance. Crises fréquentes, hébétude. « Lasègue. »

En 1879, on a observé 105 attaques et 5 vertiges.

Et en 1880, elle a eu seulement 8 attaques et pas un seul vertige.

Dans le mois de janvier 1881, cette enfant apprit la mort de sa mère qu'elle affectionnait tout particulièrement. Cette perte lui fut très sensible, et les attaques disparues depuis plus de trois mois reparurent de nouveau.

Cette malade est morte le 16 avril dernier, de la fièvre typhoïde.

Traitement de M. Legrand du Saulle :

17 octob. 1879. Bromure de potas. 6 gr.
12 mars 1880. — 3

TABLEAU.

	1879		1880	
	Attaques.	Vertiges.	Attaques.	Vertiges.
Janvier...	11	—	—	—
Février...	—	—	—	—
Mars.....	11	—	—	—
Avril.....	11	—	—	—
Mai......	12	—	—	—
Juin......	12	—	—	—
Juillet....	18	2	—	—
Août.....	16	—	2	—
Septembre	11	—	6	—
Octobre...	3	3	—	—
Novembre.	—	—	—	—
Décembre.	—	—	—	—
Totaux....	105	5	8	0

OBS. X.-B... (Emeline), lingère, entrée à 25 ans, le 11 novembre 1876.

Hôtel-Dieu, 26 octobre 1876. Atteinte d'hystéro-épilepsie avec désordres de l'état mental. Elle trouble le repos des malades et son état exige son transport d'urgence dans un établissement spécial. « Ledentu. »

Asile Sainte-Anne, 27 octobre 1876 : Atteinte d'attaques convulsives, stupeur consécutive. Accès de délire. Articulation des mots. Incapable de donner des renseignements. Antécédents inconnus. « Bouchereau. »

Salpêtrière, 12 novembre 1876. Certificat immédiat : Hystéro-épilepsie; accès violents et quotidiens. Obtusion consécutive. Céphalalgie presque continuelle. « Delasiauve. »

Cette malade présente au genou gauche un reliquat de tumeur blanche. Chute dans la rue il y a quinze jours et transport d'urgence à l'Hôtel-Dieu.

A 13 ans, première menstruation, régulière pendant six mois, puis irrégulière. Bronchite à 16 ans et, depuis, état valétudinaire. Fièvre typhoïde à 17 ans et convalescence de six mois et demi.

Malaises fréquents. Gastralgie. Alternatives de diarrhée et de constipation. Céphalalgie, migraines. Hémianesthésie droite.

Idées de suicide depuis son enfance. Tentatives à plusieurs reprises par les allumettes chimiques. Une fois même elle a essayé de se pendre, sans succès.

Il y a un an, émotion vive à la vue d'un épileptique. Huit jours après, premier accident, chute et perte de connaissance; deuxième chute un mois plus tard, puis tous les jours; cinq attaques depuis hier. C'est de l'hystéro-épilepsie (secousses et grands mouvements). Ecume sanguinolente à l'Hôtel-Dieu. Alimentation à la sonde.

De l'Hôtel-Dieu on l'a transportée presque de force à Sainte-Anne. Elle y est restée dix-sept jours, pendant lesquels ses crises persistantes ont nécessité la camisole de force. Elle prévoyait lorsqu'une crise d'emportement allait la prendre et elle priait de la camisoler.

Il y avait des moments où elle se cachait dans les coins sans vouloir parler à personne. Elle est restée cinq jours sans manger.

Pas d'épileptiques ni d'aliénés dans sa famille. Elle a seulement un cousin un peu égaré.

1,530 attaques en 1879.

748 attaques et 4 vertiges en 1880.

Traitement. 4 nov. 1879. Bromure de potass. 4 gr.

—	6 janv. 1880.	—	3	50c.
—	14 févr. —	—	4	50c.
—	12 août —	—	5	
—	7 oct. —	—	3	50.

TABLEAU.

	1879		1880	
	Attaques.	Vertiges.	Attaques.	Vertiges.
Janvier...	548	—	51	—
Février...	231	—	—	3
Mars.....	69	—	—	—
Avril.....	22	—	—	—
Mai......	350	—	42	—
Juin......	27	—	24	1
Juillet....	42	—	116	—
Août.....	13	—	250	—
Septembre	67	—	187	—
Octobre...	12	—	15	—
Novembre	20	—	51	—
Décembre.	129	—	12	—
Totaux..	1,530	0	748	4

Bien que chez cette malade les attaques n'aient été diminuées que de moitié, nous avons fait rentrer son observation dans notre première catégorie, l'amélioration survenue dans une année pouvant être regardée comme très remarquable. En effet, la différence entre les attaques de 1879 et celles de 1880 est de 782.

Obs. XI. — D... (Marie-Blanche), entrée à l'âge de 10 ans, le 27 avril 1874.

Enfant d'une taille ordinaire, mais chétive. Tête assez forte. Front large, semé de dépressions au-dessus des sourcils et sur les côtés. Léger strabisme. Dents bien rangées.

Elle a un frère de 13 ans, apprenti mécanicien assez vigoureux et se portant bien.

Elle présente une hémiplégie incomplète du côté droit; elle traîne la jambe en marchant.

Elle a des attaques fréquentes d'épilepsie, la nuit et le jour. Son niveau intellectuel est faible, sa mémoire à peu près nulle.

En 1879, elle a eu 248 attaques et 386 vertiges.

En 1880, amélioration notable : 95 attaques et 114 vertiges.

Traitement : 16 oct. 1879. Bromure de potas.   2 gr.

     12 nov.   —   —   3 50

     3 déc.   —   —   4 50

     6 juin 1880.   —   5 gr.

TABLEAU.

	1879		1880	
	Attaques.	Vertiges.	Attaques.	Vertiges.
Janvier...	65	80	—	1
Février...	23	40	—	—
Mars.....	15	30	5	14
Avril.....	26	46	9	21
Mai......	28	40	13	12
Juin......	22	26	9	11
Juillet....	19	31	14	15
Août.....	17	20	10	10
Septembre	14	36	9	12
Octobre...	14	17	11	7
Novembre.	3	7	7	7
Décembre.	2	3	7	4
Totaux....	248	386	95	114

OBS. XII. — G... (Louise), entrée à la Salpêtrière, le 18 novembre 1878, à l'âge de 6 ans.

Cette enfant est une épileptique simple que M. Charcot a fait passer de son service dans celui de M. Legrand du Saulle.

Ce qu'elle présente de particulier est le nombre très considérable de vertiges qu'elle a eus en 1879, et son amélioration en 1880.

Antérieurement au traitement de M. Legrand du Saulle, elle avait déjà pris du bromure de potassium : 1 gr. 50 en mai 1879 ; 2 grammes en juin ; 2 gr. 50 en juillet. M. Legrand du Saulle a continué d'augmenter progressivement la dose : 3 grammes le 17 octobre et 3 gr. 50 le 21 janvier 1881.

TABLEAU.

	1879		1880	
	Attaques.	Vertiges.	Attaques.	Vertiges.
Janvier ..	—	135	4	—
Février...	1	115	2	1
Mars......	—	126	4	—
Avril.....	4	199	2	11
Mai	—	185	—	—
Juin	3	304	—	7
Juillet....	12	106	—	14
Août.....	11	45	—	6
Septembre	9	42	—	17
Octobre ..	7	31	—	41
Novembre	10	21	—	36
Décembre.	6	11	1	2
Totaux.....	63	1,320	13	135

Deuxième groupe d'observations.

Obs. XIII. — B... (Marie-Joséphine), 22 ans, entrée le 9 avril 1879.

Certificat de la préfecture de police du 1er avril 1879 : Attaques graves d'épilepsie. Débilité intellectuelle. Accès d'agitation maniaque. Incapacité de se diriger et de travailler. (Legrand du Saulle.)

Renseignements fournis par la mère : Le père est très sobre, la mère est bien portante. Il n'y a pas d'aliénés ni d'épileptiques dans la famille.

Cette enfant a été élevée difficilement. Très jeune, elle a eu des accidents cérébraux avec des convulsions. A

3 ans, les accès étaient subits, tout son corps se débattait. En vieillissant, les accès ont continué. Occupée au travail des champs, la malade n'a pas d'idées de suicide ; elle est affectueuse. Elle s'est blessée plusieurs fois et s'est brûlée pendant ses attaques.

La tête est assez forte ; la bosse frontale gauche semble un peu plus petite que la droite. Le sillon naso-labial gauche est très accentué, ce qui tient à une sorte de contracture permanente des muscles de la joue. Dans la marche, la pointe du pied gauche se porte fortement en dedans. L'épaule gauche est paralysée et plus élevée que la droite.

Cette malade a eu 60 attaques et 20 vertiges en 1879.

— 9 attaques et 4 vertiges en 1880.

TABLEAU.

	1879		1880	
	Attaques.	Vertiges.	Attaques.	Vertiges.
Janvier...	—	—	—	—
Février...	—	—	—	—
Mars.....	—	—	—	—
Avril.....	—	—	—	—
Mai.......	16	—	3	—
Juin	7	11	—	—
Juillet....	9	—	—	—
Août.....	2	—	—	4
Septembre	6	—	—	—
Octobre ..	4	—	—	—
Novembre	4	4	2	—
Décembre.	12	5	4	—
Totaux.....	60	20	9	4

Traitement : 7 oct. 1879. Bromure de potas.　　4 gr.
　　　　　　　7 nov.　—　　　　—　　　　4. 50
　　　　　　　3 déc.　—　　　　—　　　　5 gr.

OBS. XIV. — D... (Louise), âgée de 32 ans, blanchisseuse, entrée le 1ᵉʳ mars 1879.

Certificat de la préfecture de police du 23 février 1879 : Idiotie. Epilepsie. Chorée. Paralysie brachiale gauche. Lymphatisme. Fureurs maniaques par intervalles. Malpropreté. Besoin d'une assistance continue. (Legrand du Saulle.)

Renseignements fournis par la mère : Le père est mort à 64 ans avec un œdème généralisé. La mère, âgée ds 55 ans, est blanchisseuse ; elle n'a jamais eu aucune attaque de nerfs ni de rhumatismes. Pas de consanguinité. Neuf enfants dont deux vivants. Le premier est notre malade, l'autre est un garçon âgé de 19 ans et bien portant.

Elevée en nourrice jusqu'à 10 mois, on remarquait déjà à cette époque que notre malade se servait peu de son bras gauche ; à 14 mois elle traînait la jambe gauche. A 5 ans peur subite occasionnée par l'apparition d'un homme sortant brusquement de sous une porte cochère. Deux jours après attaque d'épilepsie et mictions involontaires. L'aura part du bras gauche qui s'engourdit, elle tombe en appelant «maman, maman». Pas d'onanisme. Ellle a eu un garçon à 25 ans. Cet enfant, actuellement âgé de 7 ans, est bien portant et n'a jamais eu de convulsions.

En 1879 D.... a eu 65 attaques et 30 vertiges.
Et en 1880　　　»　　　8 attaques et 31 vertiges.

TABLEAU.

	1879		1880	
	Attaques.	Vertiges.	Attaques.	Vertiges.
Janvier.....	—	—	3	—
Février.....	—	—	1	—
Mars.......	Entrée le 1er.	—	—	—
Avril.......	—	—	—	2
Mai	—	—	—	—
Juin........	1	—	—	4
Juillet......	7	—	—	4
Août.......	17	15	—	2
Septembre..	17	13	4	4
Octobre.....	10	2	—	5
Novembre...	7	—	—	4
Décembre...	6	—	—	6
Totaux	65	30	8	31

Traitement : 8 oct. 1879, Bromure de potass. 3 gram.
   —   3 sept.   —   —   4 —

Nous ferons remarquer que chez cette malade les attaques consignées en 1879 se sont produites dans l'espace de sept mois, et que par conséquent l'amélioration en 1880 est plus considérable qu'elle ne le paraît de prime abord.

Obs. XV. — D... (Amélie), âgée de 10 ans, entrée le 20 mars 1874, service de M. Delasiauve.

D'après les renseignements du père de cette enfant : Peur à 4 ans, accès consécutifs pendant 48 heures, puis bien pendant six mois et prise alors d'attaques épileptiques, peu fréquentes dans les premiers temps, mais qui ont augmenté considérablement depuis huit mois. Elle revient très vite de ses attaques mais la parole reste embarrassée pendant quelque temps. Une seule fois elle a eu des hallucinations de la vue.

Actuellement, elle ne passe pas un jour sans tomber; elle sent venir la crise et se souvient de l'avoir éprouvée. Quelquefois contusions et affaiblissement d'un côté du corps consécutif aux accès. Point de morsures à la langue ni d'incontinence d'urine.

Il lui est impossible de travailler, elle passe ses journées à jouer.

En 1878 elle a eu 504 attaques et 132 vertiges.

1879	—	236	—	74	—
1880	—	192	—	122	—

TABLEAU.

	1879		1880	
	Attaques.	Vertiges.	Attaques.	Vertiges.
Janvier.....	12	2	132	61
Février.....	20	5	6	—
Mars.......	41	10	2	—
Avril.......	20	2	8	3
Mai........	18	—	12	—
Juin........	13	1	4	3
Juillet......	29	—	14	2
Août.......	18	—	—	—
Septembre..	16	—	12	3
Octobre.....	13	32	1	14
Novembre..	4	1	—	21
Décembre...	32	21	1	15
Totaux.....	236	74	192	122

Ajoutons que l'amélioration continue; cette malade n'a eu qu'une seule attaque et 17 vertiges depuis le 1er janvier 1881 jusqu'au 1er mai.

Traitement: 21 oct. 1879, Bromure de potass. 3 gr.
—   12 déc. —   —   — 3 — 50
—   14 jan. 1880   —   — 4 gr.
—   18 mai —   —   — 4 — 50

Comme nous ne pouvons évidemment donner dans ce travail toutes les observations, même résumées, des épileptiques que nous avions vues en traitement à la Salpêtrière, nous nous contenterons de noter dans un tableau général le nombre des attaques et des vertiges constatés dans les années 1879 et 1880, et nous mettrons en regard la dose de bromure que prennent aujourd'hui ces malades.

Tableau des attaques et vertiges des épileptiques du service de M. le Dr Legrand (du Saulle), à la Salpêtrière.

Années 1879 et 1880.

2e groupe.

| Prénoms et âge. | En 1879. | | En 1880. | | Dose de brom. |
	Attaques.	Vertiges.	Attaques.	Vertiges.	Grammes.
F. Louise, 33 ans.....	63	40	12	10	5,50
P. Marie, 21 ans....	87	4	33	32	6
G. Joséphine, 20 ans.	164	73	69	50	6
D. Marie, 13 ans.....	72	1	9	1	4,50
N. Angèle, 18 ans...	9	0	3	0	3,50
L. Elise, 22 ans......	122	174	39	71	4,50
R. Louise, 17 ans....	40	26	10	2	5
G. Joséphine, 12 ans.	160	46	38	20	4
B. Aurélie, 20 ans....	131	80	23	148	5,50
C....., 17 ans.......	136	29	41	56	4,50
A. Adolphine, 17 ans.	42	94	12	87	4
L. Eugénie, 14 ans...	59	38	19	18	4,50
M. Honorine 14 ans.	127	101	59	36	5
K. Caroline, 21 ans ..	112	95	53	25	5

Prénoms et âge.	1879		1880		Dose de brom Grammes.
	Attaques.	Vertiges.	Attaques,	Vertiges.	
M. Eugénie, 23 ans..	85	45	13	30	5
D. Mélanie, 40 ans...	80	57	39	30	5
M. Marie, 11 ans.....	64	0	26	0	4,50
L. Lisa, 17 ans......	156	33	36	107	4,50
T. Fannie, 11 ans....	105	113	16	60	3,50
B. Stéphanie, 27 ans..	85	79	21	76	5
D. Eugénie, 9 ans....	440	313	105	25	3,50
L. Marie, 23 ans.....	163	474	25	194	5,50
C. Marie, 13 ans.....	205	115	84	87	4,50
M. Marthe, 24 ans...	93	16	50	7	4,50
G. Rosa, 28 ans......	95	37	21	22	5
M. Henriette, 24 ans.	108	2	26	16	5
B. Eugénie, 7 ans....	96	74	45	7	5,50
P. Alphonsine, 20 ans.	135	27	74	0	5
F. Marie, 30 ans.....	76	73	38	23	4
F. Alphonsine, 20 ans.	47	16	15	0	4
J. Virginie, 32 ans...	52	44	22	16	5
B. Rose, 60 ans......	66	61	5	14	5
L. Marie, 55 ans....	59	70	30	15	5
L. Antoinette, 33 ans.	101	209	40	39	4,50
V. Marie, 36 ans,....	91	0	28	0	5
D. Henriette, 53 ans..	24	31	6	19	3,50
B. Reine, 23 ans....	155	16	45	17	5,50
H. Victorine, 19 ans.	144	0	67	3	5,50
S. Emma, 22 ans....	108	53	24	27	5
D. Anna, 16 ans....	159	12	57	48	4,50
P......., 14 ans....	377	48	252	43	3,50
F. Alexandrine......	317	221	73	42	3,50
W. Julie, 46 ans.....	116	1009	69	509	5,50
A. Marie, 47 ans....	87	223	64	68	4
D. Isabelle, 21 ans...	178	34	80	67	3
L. Joséphine, 44 ans.	139	163	67	123	4,50
De G. Marie........	122	0	14	0	3
M. Virginie, 41 ans..	110	43	20	45	5

3ᵉ groupe (*Améliorations légères*).

Prénoms et âge.	1879		1880		Dose de brom. Grammes.
	Attaques.	Vertiges.	Attaques.	Vertiges.	
G. Félicie, 32 ans....	113	34	76	41	5
B. Eugénie, 14 ans..	137	6	86	45	4,50
G. Joséphine, 21 ans.	71	22	35	56	4
. Louise, 30 ans...	47	124	57	0	4,50
F. Madeleine, 51 ans.	76	55	39	26	5
L. Augustine, 17 ans.	109	109	36	180	4
W. Emilie, 17 ans...	105	0	72	1	4,50
L. M.-L., 22 ans....	30	7	17	24	4
P......., 47 ans.....	127	389	64	344	5
D. Eugénie, 44 ans..	155	0	122	0	4
M. Alphonsine, 31 ans.	60	11	13	54	4,50
S. Adèle, 34 ans.....	65	0	44	0	5
A. Louise, 22 ans....	110	42	43	66	5
G. Louise, 20 ans...	144	11	82	19	5
D. Marguerite, 21 ans.	272	270	120	282	5,50
B. Marie, 18 ans.....	47	0	17	18	5

Ces succès que nous venons de passer en revue sont au nombre de 79 dont :

12 appartienn. au 1ᵉʳ groupe (très grande amélioration).

51 » 2ᵐᵉ » (amélioration).

16 » 3ᵐᵉ » (amélioration légère).

Pour être vrai nous devons ajouter que chez 10 autres épileptiques du même service et traitées de la même manière, la médication bromurée a complètement échoué, les unes sont restées dans un état stationnaire, les autres ont eu une augmentation des crises.

Succès et insuccès compris cn arrive à un total de 89 malades sur lesquelles la proportion des insuccès relativement minime ne dépasse pas 11 0[0 en chiffres ronds.

C'est là véritablement un résultat encourageant que l'on ne peut attribuer à un pur effet du hasard; nous ne doutons pas que les cas heureux obtenus par M. le Dr Legrand du Saulle à la Salpêtrière ne soient dus à sa méthode d'administration du bromure de potassium, à sa persévérance dans cette thérapeutique et à la façon merveilleuse avec laquelle fonctionne son service (1), modèle des services de ce genre, où tout est établi en vue du soulagement et de l'amélioration des malades.

Ces succès sont d'autant plus remarquables que M. Legrand du Saulle se trouve dans des conditions défavorables; son service est un service d'épileptiques aliénées et chacun sait qu'en thèse générale le médicament réussit d'autant mieux que le malade est plus intelligent.

CHAPITRE III.

FOLIE ÉPILEPTIQUE CHEZ LES BROMURÉES.

Le portrait de l'épileptique atteint d'un acces de fureur maniaque a été tracé de main de maître par

(1) Qu'il nous soit permis d'adresser ici nos remerciements à Mademoiselle Chassagneux, surveillante en chef du service, pour la complaisance qu'elle a mise à nous aider dans nos recherches, et de lui témoigner la sincère admiration que nous inspire son dévouement envers les malades.

M. Legrand du Saulle, dans son Etude médico-légale sur les épileptiques, et nous ne pouvons mieux faire que de transcrire cette page saisissante :

« Voici l'épileptique séquestré : il présente des troubles intellectuels presque permanents ; il est aliéné et il est dangereux. Son état acquis d'aberration mentale se révèle de deux façons, soit par des accès très particuliers d'agitation et de fureur, suivis d'accalmies plus ou moins durables et de retour provisoire à une lucidité relative, soit par une diminution assez profonde du niveau intellectuel et de la mémoire avec dépression habituelle et voisine de la torpeur.

« L'accès de délire maniaque débute parfois très brusquement, comme tout ce qui appartient aux manifestations rapides et inopinées de l'épilepsie, mais il se fait annoncer souvent par de la céphalalgie, de l'accablement et de la tristesse, une expression distraite et un peu effarée de la physionomie, une certaine altération de la voix et même un vomissement. Tout à coup le malade ne tient plus en place : il parle, gesticule, s'excite, récrimine, menace, crie, déchire, brise, hurle, frappe et mord. Sa face se colore ; ses yeux sont brillants, presque flamboyants ; son regard est tragique, sa salive s'échappe. Terrifié par la vue du feu ou du sang, de cadavres horribles ou de spectres grimaçants, par des voix insultantes ou par d'infectes odeurs de soufre, de fumée ou d'excréments, rien n'égale la fureur de ses emportements. Poussé par une aveugle frénésie à tout broyer, à faire table rase de tout, il se rue sur le premier venu ou s'élance contre un mur. Il n'a presque plus rien d'humain.

« Dans le cours de cette scène furibonde l'épileptique est bien moins incohérent que le maniaque ordinaire. Il saisit ce qu'on lui dit et il y répond. Il rend compte de certaines choses et suspend ses vociférations pour donner un renseigement ou demander à boire. Et cependant tout à l'heure, après l'accès, il ne se souviendra de rien : idées, paroles, cris, violences, impulsions homicides et tentatives de suicide, tout sera pour lui lettre close.

« L'accès est court. Au bout de quelques heures, de deux ou trois jours, la convulsion mentale prend fin à l'improviste, et la trève est signée. Silencieux, presque aphone, larmoyant, demi stupide, le malade est comme écrasé. Ses traits sont altérés, fatigués, enlaidis ; ses mains tremblent. La connaissance lui revient peu à peu, et il sort enfin de cette lutte effroyable, comme l'on sort d'un rêve pénible ou d'un cauchemar aux visions atroces.

« L'accès subséquent est calqué sur celui qui vient d'être esquissé. Là encore les manifestations sont uniformément les mêmes. Les crises sont toutes des sœurs jumelles. »

Si l'on n'observe plus guère aujourd'hui dans les établissements spéciaux le sombre tableau que nous venons de retracer, c'est que le bromure de potassium, lors même qu'il ne suspend pas les attaques convulsives, supprime du moins ces violents accès de fureur qui aboutissent quelquefois aux plus terribles catastrophes.

Les faits de criminalité chez les épileptiques de cette catégorie ne sont en effet que trop fréquents.

Les médecins eux-mêmes n'ont point toujours été à l'abri de la fureur de ces forcénés. Citons entre autres cas celui de M. le Dr Geoffroy, ancien député de Vaucluse, officier de l'ordre de la Légion d'honneur, médecin de l'asile d'aliénés d'Avignon, qui fut tué dans son service, le 23 avril 1857, par un épileptique de ses malades auquel il portait le plus grand intérêt.

Selon l'expression si caractéristique de notre maître, le bromure de potassium est la muselière de l'épilepsie.

Il calme les malades, les rend moins querelleurs et moins emportés, aussi, depuis l'introduction de ce médicament dans la thérapeutique, la physionomie des quartiers d'épileptiques a-t-elle singulièrement changé.

A la Salpêtrière les épileptiques bromurées ne présentent plus de crises maniaques ni d'actes violents, et c'est à peine si de temps en temps on est obligé de recourir à la camisole de force pendant quelques heures.

L'épileptique aliéné rendu inoffensif par l'action du bromure de potassium doit être sans cesse sous l'empire du médicament, autrement une rechute serait à craindre.

L'observation suivante d'une malade de M. Legrand du Saulle nous en fournit un bel exemple.

C... (Félicie-Marguerite), femme D..., âgée de 34 ans, entre le 7 septembre 1875 à la Salpêtrière, service de M. Delasiauve.

Cette dame présente une vaste brûlure à la partie supérieure et interne de la cuisse gauche.

Elle s'est fait cette brûlure avec de l'eau bouillante, il

y a environ un mois et pendant une attaque d'épilepsie.

Elle vient de l'hospice Sainte-Anne, où elle est restée
quinze jours dans le service de M. Bouchereau, qui a
constaté chez elle de violentes attaques convulsives. Ses
premières crises datent de son enfance, mais il est impossible d'en préciser le début. Ses premières règles ont
paru à 15 ans et ont suspendu, dit-elle, ses attaques,
mais à 21 ans elle est accouchée d'un premier enfant et
elle n'a pas tardé à retomber malade. Depuis, elle a
eu trois autres grossesses.

Renseignements du mari. — Toutes les cinq à six semaines, elle éprouve des crises très violentes, elle s'af-
faisse, perd connaissance, se mord quelquefois la langue
ou les lèvres, puis elle salive abondamment, et éprouve
consécutivement une céphalalgie profonde.

Les règles provoquent les crises. Pendant ses grossesses, les attaques sont plus fortes. Il y a sept ans, elle
est accouchée d'un enfant mort; ses autres couches ont
été faciles.

Son mari l'a surprise plusieurs fois se livrant à la
masturbation.

Cette malade n'est restée qu'un mois dans le service,
elle est sortie le 24 octobre avec le certificat suivant :

Accès épileptiques. Obtusion profonde. Brûlure éten-
due à la cuisse gauche. Amélioration notable, la plaie
est presque cicatrisée. Réclame instamment sa sortie. On
peut la rendre à son mari, qui lui-même la réclame.

Signé : DELASIAUVE.

Elle rentre à la Salpêtrière le 28 mars 1876, et dans l'espace de huit jours elle a eu trois fortes crises suivies d'un délire de 24 heures, pendant lequel elle a déchiré les mains d'une infirmière. Elle porte elle-même les traces de plusieurs contusions.

Quand M. Legrand du Saulle a pris possession de son service, cette malade avait la camisole de force quinze jours par mois. Au commencement de l'année 1880 elle fut prise subitement d'un accès de fureur extrêmement violent. Elle se mit à poursuivre la sous-surveillante de l'atelier et essaya à plusieurs reprises de lui porter des coups de ciseaux; celle-ci sauta par une fenêtre située au rez-de-chaussée. C... la suivit et les infirmières eurent une peine inouïe à s'emparer d'elle pour la mettre en cellule.

A ce moment cette malade n'était plus soumise à la médication bromurée; on a repris le traitement et elle est devenue tres douce; il n'y a plus besoin de lui mettre la camisole de force que très rarement. Il est vrai de dire que les attaques d'épilepsie n'ont point diminué de fréquence.

CHAPITRE IV.

MODE D'ADMINISTRATION DU BROMURE DE POTASSIUM.
AVANTAGES. — INCONVÉNIENTS. — DANGERS.

Lorsqu'on commence le traitement d'un épileptique, il faut débuter par 2 à 3 grammes au plus de sel bromique et selon les cas augmenter de 0 gr. 50 cent. tous les quinze jours ou tous les mois. On ne doit jamais, sous aucun prétexte, augmenter trop rapidement la dose afin d'éviter le bromisme.

En gravissant ainsi lentement les degrés de l'échelle thérapeutique, on arrive au bout de trois à six mois à la dose moyenne de 5 à 6 grammes chez les femmes et de 6 à 8 grammes chez les hommes: ce sont là des doses qu'il faut, autant que possible, ne pas dépasser. Nous insistons tout particulièrement sur ce point, car nous trouvons dans un ouvrage classique qui vient de paraître : « Nouveaux éléments de matière médicale et de thérapeutique, par MM. Nothnagel et Rossbach » que dans le traitement de l'épilepsie chez les adultes il faut débuter par 5 grammes de bromure de potassium chaque jour et augmenter progressivement la dose jusqu'à 10, 15 et même 20 grammes.

Administré de cette manière, le bromure de potassium, loin de produire les bons effets qu'on en attend, ne peut conduire qu'à des résultats pitoyables.

Il est vraiment fâcheux qu'une erreur aussi forte se soit introduite dans un livre destiné à être mis entre les mains de l'élève et du praticien.

En 1873, M. Legrand du Saulle procédait ainsi dans son traitement de l'épilepsie. Dès qu'un malade était resté un an sans crises, il donnait le médicament de deux jours l'un pendant la première quinzaine de chaque mois et tous les jours pendant la seconde quinzaine. Au bout de dix-huit mois de suspension convulsive, il donnait le bromure de trois jours l'un pendant la première quinzaine, et tous les jours pendant la seconde quinzaine. Au bout de deux ans, de quatre jours l'un pendant la première quinzaine du mois et tous les jours pendant la seconde quinzaine, et ainsi de suite.

Aujourd'hui, son traitement est un peu modifié. Au bout d'un an de suspension des crises, le malade ne prend plus le bromure que six jours par semaine ; au bout de quinze mois, cinq jours de bromure et deux jours de repos. Au bout de dix-huit mois, quatre jours de bromure avec trois jours de repos par semaine. Enfin au bout de deux ans, trois jours de bromure et quatre jours de repos.

Le mode d'administration est de la plus haute importance, et les médecins qui obtiennent tant d'insuccès peuvent être assurés qu'ils les doivent pour la plupart à cette manœuvre déplorable qui consiste à diminuer la dose de bromure dès que l'amélioration a été constatée ; les malades se débromurent peu à peu, et en fin de compte ils redeviennent tout aussi épileptiques qu'avant le traitement.

Le bromure de potassium ne doit donc jamais être

supprimé complètement à l'épileptique si l'on ne veut s'exposer à voir récidiver l'affection.

Administré à propos, ce médicament peut suspendre absolument tous les phénomènes épileptiques. Il exerce aussi la plus heureuse influence sur les troubles intellectuels et l'on a vu des malades, qui commençaient à tomber dans un état d'imbécillité, recouvrer assez facilement leurs facultés intellectuelles normales, sous l'influence du bromure de potassium.

Même dans les cas d'insuccès, lorsqu'il n'éloigne pas manifestement les attaques, le sel bromique abat du moins les secousses, les soubresauts, l'état nerveux, le délire maniaque et les impulsions des épileptiques. Il calme sans jamais exciter : c'est le sédatif par excellence du système nerveux.

L'incontinence nocturne d'urine est très rapidement supprimée par le bromure, il en est de même des auras physique et intellectuelle : le malade tombe alors sans être préalablement averti.

Les vertiges sont les accidents épileptiques qui résistent le plus à la médication bromurée, et, de même que l'épilepsie commence en général par les accès incomplets, de même elle finit aussi par les accès incomplets, ce sont eux qui sont les derniers influencés.

Le bromure de potassium chimiquement pur, administré à propos et aux doses que nous avons indiquées, n'a que peu d'inconvénients. Il en est cependant d'inévitables et qui sont quelquefois la cause de cuisantes douleurs domestiques. Parmi ceux-ci viennent en premier lieu l'anaphrodisie temporaire et la fétidité marquée de l'haleine.

En s'éliminant par la peau avec la sueur, le bromure de potassium laisse dégager du brome libre et donne lieu à diverses éruptions : tantôt c'est une éruption acnéiforme sur toute la surface de la peau, surtout au visage et à la poitrine ; tantôt c'est une sorte d'érythème noueux qui, en se désagrégeant, donne lieu à des ulcérations tenaces, souvent très fétides, et ressemblant assez aux ulcères syphilitiques ; d'autres fois les éruptions ressemblent à l'urticaire, à l'eczéma.

En administrant simultanément le bromure de potassium et l'arsenic, M. Legrand du Saulle a pu faire disparaître l'acné bromique sans nuire au traitement.

Quant aux ulcérations, le seul moyen de les guérir est de supprimer le médicament, mais alors les attaques reparaissent, et si on reprend de nouveau le bromure de potassium, on voit revenir les ulcérations.

Les malades soumis à la médication bromurée éprouvent assez rapidement une diminution de la sensibilité pharyngienne, l'excitabilité réflexe tend à disparaître. M. Legrand du Saulle ayant administré le bromure de potassium par la voie rectale à un malade de sa clientèle remarqua que le rectum était anesthésié.

Mal administré, ou lorsqu'il est d'une qualité douteuse le bromure de potassium peut causer certains accidents dont les plus fréquents sont : la céphalalgie frontale, l'enchifrènement, le larmoiement, l'excitation gastrique, l'abattement des forces, l'engourdissement des mouvements, l'indifférence, l'apathie, la somnolence, la constipation et l'anémie bromique.

On a accusé le bromure d'enlever la mémoire : cela n'est vrai que pour les doses élevées. M. Legrand du Saulle, lorsqu'il arrive à 7 ou 8 grammes, fait prendre au malade deux à trois tasses de café par jour, bien qu'à ces doses on n'observe encore que de légères infidélités de la mémoire. Et il a pu ainsi éviter l'amnésie; les Américains ont pris modèle sur lui, et ils s'en trouvent fort bien.

A dose élevée, le bromure de potassium est loin d'être un agent inoffensif : on a vu plus d'une fois des intoxications par ce sel ; aussi faut-il être en garde sur ce point et ne dépasser que très exceptionnellement et nous pourrions même dire ne dépasser jamais la dose de 8 grammes.

CONCLUSIONS.

La curabilité de l'épilepsie est une question en voie d'évolution et pleine d'avenir.

D'après M. Aug. Voisin, la curabilité absolue serait même possible dans quelques cas : telle n'est point notre opinion; nous sommes au contraire persuadé que dans les prétendus succès qui ont été signalés, les accidents n'appartenaient point à l'épilepsie vraie ; il ne faut y voir que des accidents épileptiformes (épilepsie vermineuse, alcoolique, absinthique, saturnine, syphilitique) sous la dépendance d'une autre maladie et qu'il est assez facile, en effet, de faire disparaître à tout jamais par un traitement approprié.

La curabilité relative s'observe dans un certain nombre de cas et l'amélioration simple dans beaucoup d'autres cas.

La folie épileptique est extrêmement amendée.

Une persévérance thérapeutique très prolongée est nécessaire pour obtenir de bons résultats.

Au point de vue général de la question, ce n'est pas encore le salut, mais c'est déjà un grand bienfait.

Paris. -- A. PARENT, imprimeur de la Faculté de médecine, rue Monsieur-le-Prince 31,
A. DAVY, successeur.

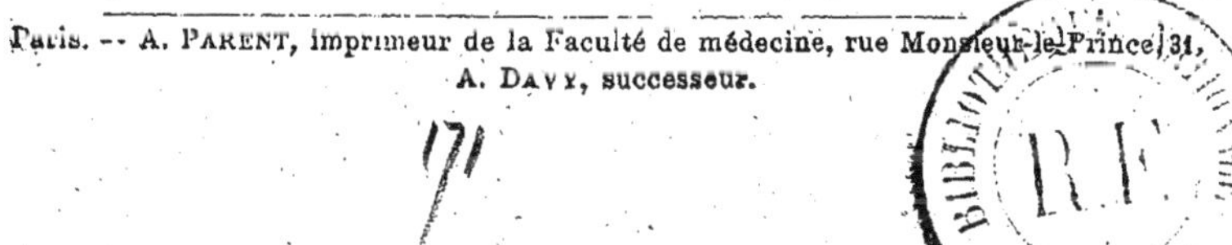